REVISTA PODOTICA
RAMÓN   MARTÍNEZ   LÓPEZ

COPYRIGHT © 2018 RAMÓN MARTÍNEZ LÓPEZ

**ISBN-13:
978-1719029858**

**ISBN-10:
1719029857**

CONTENIDOS

1. "Asociación de Podólogos del Mundo" siglas APM y "Asociación de Podólogos de Costa Rica siglas APC

2. Fisiología del pie

3. Esmaltes de las uñas

4. Pie y cerebro

5. Influencia del ambiente en el desarrollo de la marcha

RAMÓN MARTÍNEZ LÓPEZ

"Asociación de Podólogos del Mundo" siglas APM y "Asociación de Podólogos de Costa Rica siglas APC

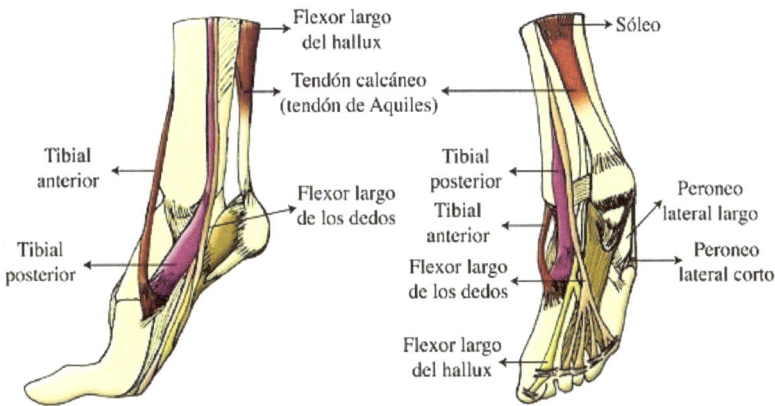

ACTA CONSTITUTIVA

ASAMBLEA GENERAL DE LA ASOCIACIÓN DENOMINADA:

Venimos a constituir la presente asociación que se regirá de acuerdo a lo que establece La Ley de Asociaciones y por las siguientes cláusulas: **ARTÍCLO PRIMERO:** La asociación se denominará **ASOCIACIÓN PODÓLOGOS DEL MUNDO** y **ASOCIACION DE PODÓLOGOS DE COSTA RICA**, también se conocerá por sus siglas **APM y APC**, y por su naturaleza será de duración indefinida y con cantidad de asociados ilimitada. **ARTÍCULO SEGUNDO:** El domicilio de la ASOCIACION será SAN JOSE CALLE TREINTA Y DOS AVENIDA 10 CALLES 21-23.

Podrá establecer filiales y sucursales en cualquier parte del país y el extranjero. **ARTÍCULO TERCERO:** Los fines de la Asociación son los siguientes: La Asociación tendrá por fin la dedicación a la formación, implementación de los tratamientos de las afecciones y deformidades de los pies, así como su prevención y rehabilitación de trastornos, con apoyo educativo para el servicio de la sociedad en general, y a los estudiantes de podología, teniendo como objetivos: **1.** Representar los intereses generales de los estudiantes y profesionales de podología, como, auxiliares en podología, técnicos en podología, podólogos con titulación universitaria. **2.** Capacitar a los estudiantes y expedir títulos de auxiliar en podología, técnico en podología, post grados de podología equiparables con titulación universitaria para el uso adecuado de sus conocimientos y capacidades en beneficio de la sociedad. **3.** Proveer un foro para estudiantes de podología en Costa Rica y el mundo, para discutir tópicos relacionados con la salud, educación, y ciencia; y formular actuaciones a partir de esas discusiones. **4.** Promover y facilitar intercambios profesionales y científicos, además, de proyectos y capacitación extracurricular para estudiantes de podología, sensibilizándolos a otras culturas y sociedades y sus problemas de salud. **5.** Proveer una unión entre miembros, asociaciones y organizaciones nacionales e internacionales en el campo de la podología, y promover la cooperación entre ellos para el beneficio de la sociedad. **6.** Promover mejoras en la educación podológica y bienestar de los estudiantes. **7.** Representar a los estudiantes y profesionales de podología de Costa Rica en encuentros internacionales y ante organismos de todo tipo. **ARTÍCULO CUARTO:** Para el cumplimiento de sus fines, la Asociación realizará entre otras, las siguientes actividades: **a)** Recaudar cuotas y contribuciones entre sus asociados para financiar la consecución de sus objetivos esenciales. **B)** Gestionar partidas específicas, donaciones de entidades públicas y/o privadas, tanto nacionales como internacionales para el desarrollo de sus actividades. **C)** Propiciar el apoyo de instituciones del Estado, instituciones cooperativas y/o comunales para mejorar las actividades de todos los miembros. **D)** Solicitar, recaudar, generar y canalizar los recursos financieros humanos, materiales y técnicos para mejorar la calidad de vida, dignidad y oportunidad de superación de los asociados. **E)** Podrá la Asociación adquirir toda clase de bienes, siempre dentro de las limitaciones del artículo cuarenta y tres del Código Civil, celebrar contratos de toda índole y realizar toda especie de operaciones lícitas encaminadas a la consecución de sus fines. Corresponde a la Junta Directiva, dentro de sus facultades de administración, determinar la inversión de los fondos sociales, para el cumplimiento de los fines de **APM**. **F)** Instalar y operar un local propio con las facilidades necesarias para alcanzar los objetivos propuestos, **G)** Pertenecer y participar en las actividades de APM, y otras organizaciones internacionales **H)** Promover y organizar la realización de actividades buscando el desarrollo integral de los estudiantes de podología del país y el extranjero. **I)** Organizar comisiones de trabajo especializadas. **ARTÍCULO QUINTO:** La Asociación contará con los siguientes recursos objetivos: **A)** Cuotas de ingreso y cuotas anuales de sus asociados, que fijará la Asamblea General B) Donaciones C) Subvenciones, partidas específicas del Estado, legados, etc. **ARTÍCULO SEXTO:** la Asociación tendrá las siguientes categorías de asociados: **A)** Fundadores: son los asociados participantes en la Asamblea Constitutiva y que quedaron anotados en el Acta Constitutiva. **B)** Activos: serán los asociados que hayan ingresado posteriormente a la Asamblea Constitutiva y que estén en pleno goce de sus derechos, deben estar al día con los pagos de anualidad y participar en algún comité o proyecto. **C)** Inactivos: aquellos asociados que no cumplan con el pago de las cuotas establecidas por la Asamblea General, o no participen en ninguno de los proyectos de la Asociación, esta categoría de asociados no tiene derechos de voto en asamblea general **D)** Honorarios: serán especialmente aquellas personas que hayan colaborado efectivamente al desarrollo y consolidación de la Asociación. Esta categoría, será por recomendación de la Junta Directiva y aprobada por la Asamblea General. Tendrán derecho a voz y voto los asociados activos. Los asociados honorarios, participarán en las asambleas generales con derecho a voz, pero sin voto, no pudiendo ser electos en los cargos directivos, ni fiscalía, ni estarán sujetos a los demás deberes que tienen los asociados activos. Los asociados morosos no participaran en las asambleas generales ni en las actividades de la asociación. Podrán ser miembros de **APM** las personas que reúnan los siguientes requisitos: **1.** Personas que decidan incorporarse al programa de formación de auxiliar y técnico en podología acreditado por la **APM 2**. La Asamblea General de **APM** puede nombrar como miembros honorarios a personas que no sean estudiantes de podología por su contribución destacada al servicio de los principios y objetivos de la asociación. **3.** Pago de las cuotas acordadas. **ARTÍCULO SETIMO:** Para la afiliación de los asociados, se observarán las siguientes reglas: a) Por entrega del formulario de inscripción a la Junta Directiva, cumpliendo los requisitos del artículo sexto. La Junta Directiva tendrá un plazo de quince días para resolver la solicitud de afiliación. **b)** Por el nombramiento como miembro honorario por parte de la Asamblea General. **ARTÍCULO OCTAVO:** Los asociados dejaran de pertenecer a la Asociación por las siguientes causas: **a)** Renuncia voluntaria dirigida por escrito a la Junta Directiva **b)** Fallecimiento **c)** Por expulsión acordada por dos terceras partes de los presentes a la Asamblea General Extraordinaria debidamente convocada al efecto, mediante la cual se conocerá todo lo relativo a dicha expulsión, seguidamente se discutirá y resolverá por votación indicada, la expulsión de alguno de sus miembros, por cualquiera de los motivos que a continuación se indica: **a.** No pago de DOS cuotas sin que los justifique. **b.** conducta inmoral que atente contra el buen nombre de la Asociación. **c.** Cuando un asociado actúe en nombre de la Asociación sin estar facultado para ello. **d.** Uso indebido de activos físicos o económicos de la Asociación. Previo a que la Asamblea General Extraordinaria conozca la expulsión de los asociados, el Fiscal comunicará por escrito al afecto sobre la causal de expulsión a efecto de que en un plazo de cinco días naturales a partir de la comunicación presente los alegatos y pruebas de descargo que considere oportuno. **ARTICULO NOVENO:** Los asociados tendrán los siguientes derechos: **a.** Elegir y ser electos en los cargos directivos o de fiscalía de la Asociación **b.** Participar en las actividades educativas, culturales, y sociales que organice la Asociación **c.** Participar con voz y voto en las Asambleas Generales. **d.** Presentar mociones y sugerencias en Asambleas. **e.** Denunciar ante la fiscalía cualquier irregularidad en el desempeño de las funciones de la directiva y otros miembros de la Asociación. **ARTÍCULO DÉCIMO:** Son deberes de los Asociados: **a.** Cumplir con la Ley de Asociaciones, los estatutos y los reglamentos de la Asociación, así como los acuerdos que emanen de sus órganos, **b.** Pagar puntualmente las cuotas **c.** Asistir a las reuniones a las que fueran convocadas **d.** Cooperar en la conservación de bienes y el buen desarrollo de las actividades de la Asociación **e.** Apoyar las gestiones que realice la Asociación para el cumplimiento de sus objetivos **ARTÍCULO DÉCIMOPRIMERO:** La Asociación contara con los siguientes órganos: **a.** La Asamblea General. **b.** La Junta Directiva. **c.** La Fiscalía. **ARTICULO DECIMOSEGUNDO:** <u>De la Asamblea General</u>: Es el órgano máximo de la Asociación, compuesto por la totalidad de sus asociados activos. Habrá dos tipos de asamblea: ordinaria y extraordinaria. La Asamblea se reunirá en forma ordinaria dos veces al año, **en la segunda quincena del mes de enero** a efecto de escuchar los informes de labores del presidente y Tesorero de la Junta Directiva, así como de la Fiscalía y elegir cuando corresponda a los miembros de la Directiva, Fiscalía, y en la **segunda quincena de agosto.** Si por cualquier causa no se celebrase una Asamblea General Ordinaria en el tiempo estipulado, la Asamblea que se cite posteriormente y que tenga por objeto conocer de las mismas materias, tendrá, en todo caso, el carácter de Asamblea General Ordinaria. Extraordinariamente se reunirá cada vez que la Junta Directiva la convoque o lo solicite en forma vinculante un número de asociados que representen la tercera parte del total de los asociados o bien cuando la fiscalía lo considere necesario. Las Asambleas tanto ordinarias como extraordinarias serán convocadas a través del secretario general por medio de un correo electrónico con ocho días naturales de anticipación. Es deber del asociado mantener sus señas para notificación activas, así como notificar por escrito cualquier cambio en las que se harán para notificación; en caso de omisión, bastará el comprobante de envío como prueba de descargo de la convocatoria. Se considerará constituida en primera convocatoria cuando concurran la mitad más uno de los asociados. De no presentarse el mínimo indicado se reunirá en segunda convocatoria una hora después, con el número de miembros presentes. Los asuntos se aprobarán por mayoría simple, excepto en aquellos casos que por Ley o estos Estatutos se requiera el voto de las dos terceras partes de los asociados. Estos estatutos podrán ser variados solamente en Asamblea General y por decisión de tres cuartas partes de dicha Asamblea. Sólo por decisión de dos tercios de los asistentes podrá acordarse la disolución de la Asociación. Las

Asambleas Generales serán presididas por el presidente de la Asociación y actuará como secretario el que lo sea de la Junta Directiva, o las personas que hagan sus veces. Si faltare el presidente presidirá la Asamblea el Vicepresidente para Asuntos Internos y, en el caso de faltar ambos, otro miembro de la Junta Directiva u otra persona que la propia Asamblea designe para este efecto. **ARTICULO DECIMOTERCERO:** De las deliberaciones y acuerdos adoptados deberá dejarse constancia en un libro especial de actas, que será llevado por el Secretario General. Las actas serán firmadas por los miembros de la Junta Directiva o por quienes hagan a sus veces y, además, por los miembros que asistieron a la Asamblea General o por tres de ellos que se designen en cada Asamblea. En dichas actas podrán los miembros asistentes a la Asamblea estampar reclamaciones convenientes a sus derechos por vicios de procedimientos relativos a la citación, constitución y funcionamiento de la misma. **ARTÍCULO DÉCIMOCUARTO:** Son atribuciones de la <u>Asamblea General Ordinaria:</u> **a.** Elegir cada dos años la Junta Directiva y el Fiscal, no pudiendo ser reelectos para el mismo cargo. **b.** Conocer, aprobar, rechazar o modificar los informes de labores que le rindan los otros órganos **c.** Acordar la compra de bienes, aceptar donaciones y legados **d.** Aprobar los reglamentos que dicta la Junta Directiva **e.** Aprobar el presupuesto del año correspondiente **f.** Determinará el monto de la póliza de fidelidad con que debe estar cubierto el Tesorero **g**. Definirá la suma de dinero de la cual dispondrá el presidente de la Junta Directiva como apoderado generalísimo. **ARTÍCULO DÉCIMOQUINTO:** Son atribuciones de la <u>Asamblea General Extraordinaria</u>: **a.** Llenar las vacantes ocurridas por ausencias definitivas en la Junta Directiva o en la Fiscalía **b.** Reformar los estatutos y reglamentos. **c.** Acordar la expulsión de los asociados **d.** Acordar la disolución de la Asociación **e.** Acordar la asociación de APM con otras organizaciones similares. En las Asambleas Extraordinarias únicamente podrán tratarse las materias indicadas en la convocatoria. Cualquier otro acuerdo que se tome sobre otras materias será nulo. **ARTÍCULO DÉCIMOSEXTO:** De la <u>Junta Directiva</u>: La Dirección de la Asociación reside en la Junta Directiva, presidente, vicepresidente, Secretario General, y Tesorero: que serán elegidos en Asamblea General Ordinaria celebrada en la segunda quincena del mes de ENERO por un período de DOS años, quienes tomarán posesión de sus cargos el día primero de FEBRERO del año que corresponda. Podrá ser elegido miembro de la Junta Directiva y Fiscalía cualquier miembro de la Asociación, siempre que cuente con al menos un año como miembro activo de la Asociación. **ARTICULO DECIMOSETIMO:** De las deliberaciones y acuerdos de la Junta Directiva se dejará constancia en un libro especial de actas, que será firmado por todos los miembros que hubieren concurrido a la sesión. El asistente que quisiere salvar su responsabilidad por algún acto o acuerdo, deberá exigir que se deje constancia de su opinión en el Acta. **ARTICULO DECIMOCTAVO:** En caso de fallecimiento, ausencia, renuncia, suspensión o imposibilidad de un miembro de la Junta Directiva para el desempeño de su cargo por enfermedad o por haber dejado de ser PODÓLOGO, se seguirá la siguiente lógica para designar un reemplazo por el tiempo que falte para completar su período al miembro reemplazado: **a)** El <u>Vicepresidente reemplazará</u> al <u>presidente,</u> en el evento de ausencia, suspensión, remoción, renuncia o muerte del presidente. La Junta Directiva y el FISCAL deberán decidir si es un nombramiento interino o permanente. **B)** El Vicepresidente también reemplazara al secretario y Tesorero, en el evento de ausencia, suspensión, remoción, renuncia o muerte del secretario y Tesorero, la Junta Directiva y el Consejo Supervisor deberán decidir si es un nombramiento interino o permanente. **C)** Si el vicepresidente es suspendido, removido, renuncia, fallece o asume el cargo de otra posición de la Junta Directiva, sus responsabilidades serán responsabilidad de toda la Junta Directiva restante, los cuales decidirán sobre la redistribución de las tareas entre ellos. La Junta Directiva puede decidir tener una Asamblea Extraordinaria para una elección especial para la vacante o distribuir las tareas entre ellos. Si la Junta Directiva decide hacer un reemplazo interino, entonces el miembro de la Junta Directiva nombrado al puesto regresara a su posición electa original luego de la elección del reemplazo permanente en la siguiente Asamblea General. Si el reemplazo es permanente, entonces la Junta Directiva convocara a elección en una Asamblea General Extraordinaria para elegir el vicepresidente o redistribuir las responsabilidades entre sí. **ARTICULO DECIMONOVENO:** La Junta Directiva se reunirá en forma ordinaria cada MES y extraordinariamente cuando lo considere necesario. Será convocada por el Secretario General por medio de un correo electrónico. Una tercera parte de sus miembros formarán quórum y sus acuerdos se tomarán por simple mayoría de votos. **ARTÍCULO VIGESIMO:** Son atribuciones de la Junta Directiva las siguientes: **a.** Tomar los acuerdos necesarios para que la Asociación cumpla con sus fines **b.** Presentar anualmente un informe de labores a la Asamblea General **c.** Convocar a asambleas generales a través del secretario general **d.** Nombrar las comisiones que considere necesarias **e.** Supervisar conjuntamente con la Fiscalía, las labores de las comisiones establecidas **f.** Recibir las solicitudes de afiliación y otorgarles aprobación o desaprobación **g.** Recibir las solicitudes de renuncia voluntaria **h.** Administrar los bienes sociales e invertir sus recursos **i.** Redactar los reglamentos que se estimen necesarios para el mejor funcionamiento de la Asociación y de las diversas comisiones que se creen para el cumplimiento de sus fines y someter dichos reglamentos a la aprobación de la Asamblea General. **ARTÍCULO VIGESIMOPRIMERO:** Como administrador de los bienes sociales, la Junta Directiva está facultada para adquirir muebles y valores mobiliarios; para dar o tomar en arrendamiento toda clase de bienes. Por acuerdo de la Asamblea General Extraordinaria, podrá comprar bienes raíces para la Asociación y vender, hipotecar, gravar y enajenar los bienes raíces de ella; podrá por sí misma aceptar cauciones hipotecarias y prendarias y alzar dichas cauciones; otorgar cancelaciones y recibos; abrir cuentas de ahorro y cuentas corrientes de depósitos o de crédito en el Banco del Estado, Bancos Comerciales y otras instituciones de crédito; contratar créditos con fines sociales y de adelanto. **ARTICULO VIGESIMOSEGUNDO:** Acordado por la Junta Directiva cualquier acto relacionado con las facultades indicadas en el artículo precedente, lo llevará a cabo el presidente o quien lo subrogue en el cargo, conjuntamente con el Tesorero u otro miembro asignado por la Junta Directiva y el Fiscal, si aquel no puede concurrir. Ambos deberán ceñirse fielmente a los términos del acuerdo de la Junta Directiva o Asamblea, en su caso. **ARTICULO VIGESIMOTERCERO**: Atribuciones de los miembros de la Junta Directiva: **Inciso primero:** Sobre las funciones del presidente: **1.** Representante judicial y extrajudicial de la Asociación, con carácter de apoderado generalísimo. **2.** Presidirá las sesiones de asamblea y las reuniones de la Junta Directiva **3.** Representar a la **APM** y mantener los contactos. **4.** Dar seguimiento y apoyo a las actividades de los asociados **5.** Desarrollar estrategias de corto y largo plazo para el trabajo y la estructura de la **APM**, especialmente en relación con organizaciones externas **6.** Recaudar fondos para la **APM**. **Inciso segundo:** Sobre las <u>funciones del Secretario General</u>: **1.** Ser responsable de la administración, correspondencia y los archivos de la Asociación **2.** Enviar los reportes sobre la Junta Directiva y las Asambleas Generales al Fiscal **3.** Mantener el registro de la **APM** y de sus Estatutos con el Registro Nacional. **4.** Mantener los Estatutos con los cambios decididos en las Asambleas Generales. **5.** Preparar y enviar las invitaciones, agenda provisional y cualquier otra información relevante concerniente a las reuniones de la Asamblea General. **6.** Mantener una base de datos actualizada sobre los asociados y mantener actualizados los datos en web o correo electrónico. 7. Confeccionar las actas de las reuniones de Asamblea General y de Junta Directiva; una vez que han sido aprobadas por el órgano respectivo 8. Deberá llevar en perfecto orden el libro de actas de Asambleas Generales, el libro de actas de la Junta Directiva y el libro de Registro de Asociados.

Inciso tercero: Sobre las funciones del Tesorero: **1**. Tiene como obligación cobrar las cuotas que se fijen a los miembros, **2**. Cuidar de los fondos de la Asociación, los que depositara en una cuenta a nombre de la Asociación, en uno de los Bancos del Sistema Bancario Nacional **3**. Los depósitos o retiros se harán con la firma de un miembro de la Junta Directiva y el Tesorero. **4**. Deberá rendir un informe anual a la Asamblea y llevará al día y ordenados los libros Diario, Mayor, e Inventarios y Balances **5.** Deberá estar cubierto con una póliza de fidelidad de acuerdo al artículo veinticuatro de la Ley de Asociaciones, cuyo monto se fijará en Asamblea General Ordinaria. **6.** Deberá presentar un reporte adecuado sobre la situación financiera de la Asociación en cada reunión de la Junta Directiva. **7.** Proponer el presupuesto del siguiente año financiero a la Asamblea General **8.** Manejar los presupuestos de todos los eventos y proyectos de la **APM 9.** Presentar una lista de miembros morosos en las reuniones de la Junta Directiva. **Inciso cuarto:** Sobre las <u>funciones del vicepresidente:</u> **1.** Ser responsable por el desarrollo de los Comités de Trabajo. **2.** Enfatizar apoyo suficiente a los Comités de Trabajo para asegurar su supervivencia y eficiencia **3.** Desarrollar un procedimiento de evaluación anual y la subsiguiente asesoría sobre las necesidades de los Comités de Trabajo **4.** Asistir al Secretario General en mantener actualizados los reglamentos internos de la Asociación. **5.** Desarrollar e implementar estrategias para obtener fondos para la Asociación.**6.** Ser responsable de las relaciones publicas y de la difusión por medios de telecomunicación de la **APM 7.** Ser responsable del desarrollo de material promocional de la Asociación. **10.** Recaudar fondos para la Asociación. **11.** Firma de contratos para intercambios profesionales. **12.** Manejo de papelería necesaria para estudiantes nacionales que participen en intercambios profesionales y de formación profesional. **ARTICULO VIGESIMOCUARTO:** De la Fiscalía: Habrá un tercer órgano denominado Fiscalía que estará integrada por un Fiscal mayor de edad nombrado por la Asamblea General Ordinaria, celebrada en la segunda quincena del mes de ENERO por periodo de dos años. Tomará posesión de su cargo el día 1 de FEBRERO del año que corresponda y que tendrá las siguientes atribuciones: **a.** Supervisar todas las operaciones y movimientos económicos de la Asociación **b.** Velar por el fiel cumplimiento de la Ley y de los Estatutos, así como acuerdos y reglamentos que emita la Asociación **c.** Rendir un informe anual a la Asamblea **d.** Oír quejas de los asociados y realizar la investigación pertinente **e.** Solicitar la convocatoria a asamblea extraordinaria cuando lo considere necesario

f. Participar con voz pero sin voto en las sesiones de Junta Directiva donde se tratan asuntos que tengan injerencia con su gestión. **ARTICULO VIGESIMOQUINTO:** Los proyectos y actividades de la Asociación serán ejecutados y coordinados por comisiones de trabajo que trabajan en áreas de interés específicas. Una Comisión de Trabajo es un grupo de personas encargada de realizar una tarea o proyecto específico por un período de tiempo limitado. Pueden ser formadas por la Junta Directiva, o la Asamblea General. Para coordinar y dirigir la Comisión de Trabajo será designado un director que será el responsable final de que éstas se lleven a cabo. **ARTICULO VIGESIMOSEXTO:** Las reformas totales o parciales de los estatutos deberían aprobarse en Asamblea Extraordinaria por las dos terceras partes de los asociados y su inscripción se hará conforme al artículo diecinueve y veinte de la Ley de Asociaciones y sus Reformas. **ARTICULO VIGESIMOSETIMO:** La Asociación podrá disolverse cuando concurran las causas indicadas en los artículos trece, catorce, veintisiete y treinta y cuatro de la Ley de Asociaciones y sus Reformas.

FISIOLOGÍA DEL PIE

El pie está compuesto por 26 huesos, 114 ligamentos, 20 músculos y más de 100 tendones. Son los pies los que poseen una cuarta parte de todos los huesos del cuerpo.

Si consideramos que durante la vida los pies golpean un promedio de 10 millones de veces el suelo en una actividad moderada; se ejerce una fuerza o presión equivalente a toneladas. Además, los pies soportan al caminar de 3 a 4 veces el peso del cuerpo. Esto nos va a indicar que muchas enfermedades sistémicas, así como alteraciones articulares, presentan complicaciones en los pies. Los pies forman una estructura super especializada diseñada fundamentalmente para la marcha, que además tienen una función de sostén, estabilizadora del paso, adaptativa al terreno. Sirven como sistema amortiguador, nos propulsan para caminar o correr y cuyos músculos actúan de forma antigravitatoria. De no ser así, todas estas funciones se alteran, como el mismo pie, sistema nervioso y el resto del aparato locomotor y sistema circulatorio.

Por otro lado, sería lo más sencillo y aproximado considerar el pie como formando una bóveda con un apoyo posterior y un apoyo anterior. Se ha considerado que la distribución de fuerzas en el pie se reparte, en condiciones normales, un 50% para el antepié y un 50% para el retropié. Esta proporción varia al colocar el pie en equino. Además, cualquier alteración en la bóveda plantar sufrirá una alteración en la distribución de la carga del pie.

ESMALTES DE LAS UÑAS

Las últimas noticias no parecen muy alentadoras de que algunos esmaltes comercializados como saludables —sin sustancias tóxicas para el organismo—, siguen poseyendo sustancias tóxicas a pesar de que la etiqueta no lo indique. Como sustancias cancerígenas – formaldehído, ftalato de dibutilo (DBP) y tolueno– en esmaltes de uñas. En 2006, otro estudio encontró que cinco de los siete productos que decían ser totalmente "libres de los tres tóxicos" incluían altos niveles de los mismos.

Así tanto la Unión Europea como la <u>Food and Drug Administration de Estados Unidos</u> han prohibido su uso.

Los pintauñas no son malos y pintarse tampoco. Por algo será que esta costumbre se remonta a los orígenes de la humanidad. Cleopatra lo hacía de rojo oscuro y Nefertiti prefería el tono rubí. También en la antiguas

Grecia y Roma las mujeres lucían las uñas como símbolo de estatus social.

Tampoco hay estudios 100% fiables sobre el peligro para las embarazadas: "La mayoría de los que recogen los efectos adversos que podrían tener en el feto están hechos en ratones, por lo que habría que tomarlos con cautela".

La realidad actual es que solo un 6,6% de las mujeres presentan alergias a algunos de los componentes de los esmaltes. No se manifiestan de manera específica como lesiones en las uñas, sino que aparecen en forma de eccema (dermatitis alérgica de contacto) en párpados, cuello o boca, por lo que son más difíciles de relacionar. Eso ocurre porque son zonas sensibles que nos tocamos más frecuentemente

Por otro lado, aplicar esmalte transparente puede ayudar a mantener la humedad de las uñas". El daño más frecuente es el cambio de color, sobre todo cuando se usan esmaltes oscuros. La mayoría de estas lacas son muy agresivas y tienen sustancias químicas que van a ir pigmentando la uña y debilitándola. Para evitarlo debemos hidratarlas bien y protegerlas con una base y nutrientes como vitamina E, que las impermeabiliza e impide que sean atravesadas por las sustancias más agresivas.

Si las vemos más amarillas de lo normal, es bueno dejarlas descansar, no pintarlas durante 15 días y hacer una hidratación con aloe vera y vitamina E. Es fundamental que el quitaesmalte no tenga acetona porque ésta quema y pigmenta la uña.

En muchos centros no se cumplen las condiciones higiénicas necesarias con los instrumentos usados, y no se esteriliza el material entre cliente y cliente. De esta forma, es muy fácil que se contagien enfermedades como los hongos, transmitidos por contacto.

Si cualquiera puede pintarse las uñas, no es tan recomendable el uso de uñas adhesivas. El problema está en las sustancias adherentes empleadas. Son muy agresivas y es muy fácil que dañen la uña. Los cianoacrilatos deterioran la lámina ungueal y los vapores resultan tóxicos por inhalación. Ningún adhesivo que recomiendan como orgánico lo es, eso es un fraude. Todo esto ocurre en menor medida con las uñas de gel, aunque en este caso los expertos alertan de otros peligros.

Sobre el uso de lámparas ultravioletas puede asociarse con un mayor riesgo de cáncer de piel, aunque no hay estudios que lo demuestren. Recuerda que para la salud de las uñas los rayos del sol son esenciales, si se pintan no reciben radiación solar. La radiación de una lámpara es mucho menor que la del sol.

Por eso no debemos preocuparnos si utilizamos este recurso ocasionalmente. Además, enmascarar constantemente nuestras uñas con unas adhesivas podría impedir la detección de enfermedades más peligrosas. Al final y al cabo las uñas son un reflejo de nuestra salud.

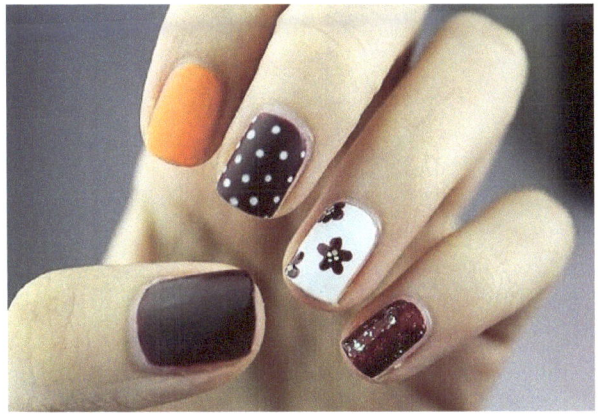

PIE Y CEREBRO

La gran importancia que desde el punto de vista filogenético tuvo el pie para la formación de la mente humana, desarrollo psicomotriz e inteligencia explica la existencia de una íntima relación entre cerebro y pie. Una confirmación de lo expuesto se puede comprobar en la gran zona que corresponde a la sensibilidad del pie en el córtex sensitivo cerebral; iguala a la del tronco, a la de la mano y a la de la cara. Según los últimos descubrimientos de la neurobiología sostienen aún más la afirmación de que la mente como base del desarrollo humano y la inteligencia y el cuerpo son universos paralelos. Los investigadores descubrieron que los neuropéptidos y moléculas mensajeras del sistema nervioso y cerebro existen en otros órganos, así como los receptores para ellos, siendo idénticos tanto para unos como para otros. Esto significa que, por extensión, nuestros pies pueden "pensar" y disponer de un número de mensajes que pueden enviar y recibir. De este modo, la finalidad principal del pie se define en relación con el equilibrio, la marcha, expresión de la postura y la manera de desplazarse.

Por otro lado, la principal evolución más reciente del pie humano, produce el desarrollo de los arcos como eficientes brazos de palanca para un paso a dos pies que fue una parte coincidente de la adaptación total morfológica y del comportamiento a la vida en la tierra, apareció hace unos 20-10 millones de años. La evolución del pie humano en los últimos millones de años ha sido el alcance de la estabilidad total del cuerpo del hombre actual, resultando varias veces mayor que la estabilidad de sus antepasados.

Los recientes hallazgos en Atapuerca (Burgos, España) del Homo heidelbergensis de la época del hombre de neandertal, confirman el hecho de la gran resistencia física que tenían, así como una mayor movilidad especialmente para la marcha que sus ancestros. La evolución hacia el hombre moderno, reduce notablemente su masa muscular consiguiendo un mayor ahorro energético y logra una mayor estabilidad incluso para el pie. Sin embargo, la bipedestación y posición vertical no sólo permitió la capacidad para dar pasos y correr con eficacia. Además, la capacidad de dejar libre la mano para el desarrollo de la inteligencia creativa y con ello la aparición de la cultura y la civilización que condujo al desarrollo de las organizaciones sociales a través de nuevos tipos de caza y asentamientos. Es de destacar, que el hecho de desarrollarse la posición bípeda, los movimientos migratorios aumentaron y el contacto con otros seres humanos dio a conocer otros estilos de vida y por tanto las relaciones grupales avanzadas.

La disposición necesariamente anatómica del pie puede ser sólo el resultado casual de un antecesor que, en los árboles, se movía por debajo de las ramas mediante sus brazos cuando necesitaba retornar al suelo; la línea prehumanaa representa meramente una transacción desde una posición directamente por encima a otra directamente por debajo. El resultado fue un órgano único, el pie plantígrado humano, que contrasta con los pies de casi todos los demás animales, que están morfológicamente cercanos a las manos. Sin embargo, la mano del Homo sapiens se caracteriza por la aposición del pulgar, teniendo el córtex cerebral una zona exclusivamente representada para la funcionalidad de este. Lo que permite la movilidad singular de prensión entre el pulgar y cada uno de los dedos restantes, mientras que los primates solamente pueden realizar la función de prensión con el conjunto de la mano. Esto parece indicar que la super especialización de la mano del hombre permitió el desarrollo de otras habilidades relacionadas con su inteligencia y aplicadas en una cultura según las necesidades del momento

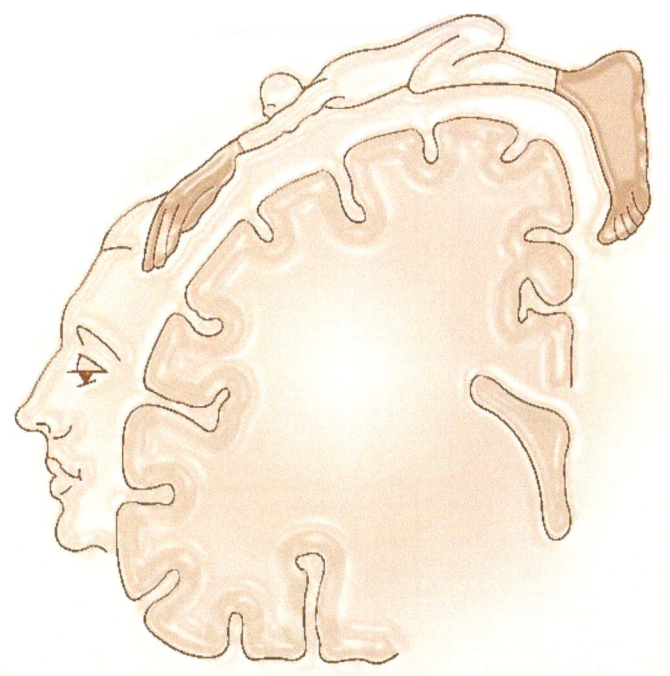

Representación del pie en el córtex sensitivo cerebral

INFLUENCIA DEL AMBIENTE EN EL DESARROLLO DE LA MARCHA

Los seres humanos están genéticamente programados para sentarse y caminar. Todas estas destrezas se presentan bajo un patrón predeterminado y los niños deben alcanzar cierto nivel de madurez psicológica antes de poder hacerlo. Ésta es una afirmación desde el punto de la psicología del desarrollo, sin embargo y como se ha dicho en el apartado anterior, la marcha es un proceso aprendido. Por otro lado, el ambiente también desempeña un papel importante en el aprendizaje. El desarrollo motor como de la marcha no parecen estar afectado por el sexo o la educación de los padres. Parece responder a otros factores.

Un estudio realizado entre 425 niños cuyas edades oscilan entre ocho y 14 meses, encontró que aquellos que habían nacido en invierno y primavera comenzaban a gatear casi tres semanas antes de los que habían nacido en verano y otoño (Benson,1993). Es posible que con un clima benigno y más luz diurna, los bebés del primer grupo fueran más activos en periodos críticos del desarrollo. Esto sugería que la experiencia tiene una parte importante en el desarrollo de la marcha. Filogenéticamente, ya se ha mencionado como el cambio de las condiciones medio-ambientales influyen en el desarrollo de la marcha.

Se les colocaba sentados ni tampoco sobre su estómago; no tenían juguetes y no se les sacaba de la cuna hasta que podían sentarse sin ayuda (con frecuencia, hasta los dos años). Estos niños presentaban retraso en su desarrollo de la marcha evidentemente debido a la deficiencia del ambiente que les impedía desplazarse y les brindaba poco estímulo. Los niños en un tercer orfanato recibían sus alimentos en brazos de los asistentes, se les colocaba sobre el estómago, se les sostenía hasta que podían sentarse y tenían muchos juguetes. Su desarrollo de la marcha era normal.

Cuando los niños de los primeros dos orfanatos comenzaban a desplazarse, lo hacían sentados, empujando sus cuerpos hacia delante con brazos y piernas, en lugar de gatear con manos y rodillas. Como nunca se les había colocado sobre el estómago, no habían tenido la oportunidad de practicar el levantamiento de la cabeza o mantenerse con brazos y piernas por debajo de su cuerpo, los movimientos necesarios para gatear. Además, como jamás se les había colocado sentados, no habían practicado el levantarse con manos y hombros para aprender a sentarse a la edad habitual. Sin embargo, este retraso pareció temporal. Los niños mayores en una de las dos instituciones "deficientes", cuyo desarrollo de la marcha también se presumía que había sido retrasado en las etapas de infantes y de los primeros pasos, trabajaban y jugaban normalmente.

El desarrollo físico y motor durante los dos primeros dos años es un proceso complejo y dinámico. Para que los niños prosperen, es preciso que el medio satisfaga sus necesidades. Cada sistema en desarrollo (por ejemplo, las habilidades motoras para la marcha) apoya a los otros sistemas. El niño ciego congénito no gatea ni camina espontáneamente como hemos visto anteriormente. Sin embargo, los otros niños normales tienen una retroalimentación visual que guía sus acciones. Asimismo, el desarrollo del cerebro depende de la información que recibe de su accionar y de su exploración sensorial (Lockman,1989; Thelen y Fogel, 1989). Como antes se ha mencionado, la representación de la corteza cerebral sensitiva del pie es igual a la de la columna, la mano y la cara. Lo que representa la gran importancia del desarrollo de la marcha en un ambiente saludable para el adecuado desarrollo psicomotriz del niño.

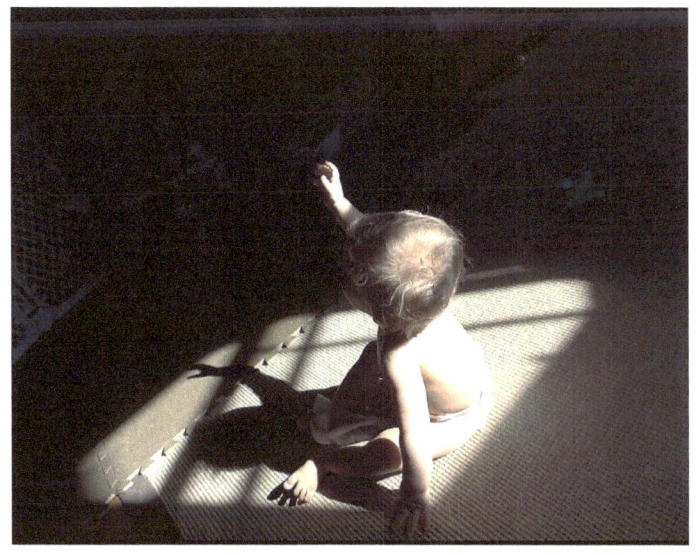

Contacto:

ramontico@hotmail.com